NOTE

SUR LES

SOURCES SALÉES DE BRISCOUS

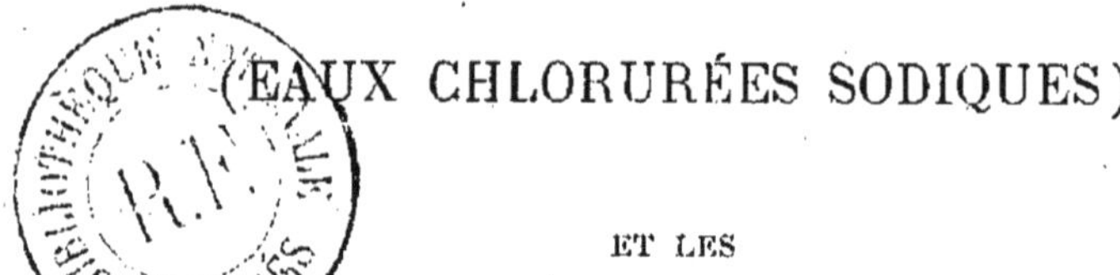

(EAUX CHLORURÉES SODIQUES)

ET LES

THERMES SALINS DE BIARRITZ

(Autorisés par l'Académie de Médecine le 4 Avril 1893).

INDICATIONS MÉDICALES

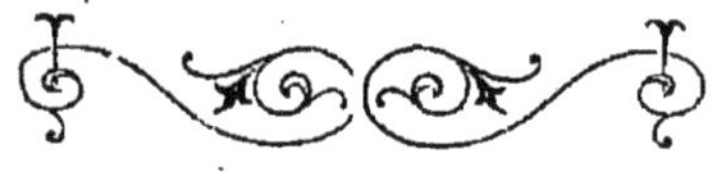

IMPRIMERIE LAMAIGNÈRE
RUE JACQUES LAFFITTE, 9, BAYONNE, & RUE DU CHATEAU, 1, BIARRITZ
1893

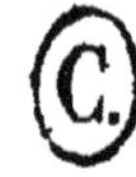

« Les touristes qui sortent de Bayonne par la « porte de Mousserolles (1), à l'Est trouvent une « route charmante, bordée de belles habitations, « et longeant la rive gauche de l'Adour sur une « partie de son parcours. Après avoir coupé la « ligne du chemin de fer de Pau, elle traverse « St-Pierre d'Irube et bifurque pour aller, à « droite, à St-Jean-Pied-de-Port, à gauche, vers « Bidache et Oloron. En suivant cette dernière « route, on rencontre, à gauche, le village de « Mouguerre, et, sur un point culminant, la « Croix des Bouquets, d'où l'on jouit d'une admi- « rable vue sur les vallées de l'Adour, de la Nive, « Bayonne, l'Océan et les Pyrénées, depuis les « montagnes de Biscaye jusqu'au delà du Pic « du Midi d'Ossau.

« Au delà de Mouguerre, la route conduit aux « salines de Briscous, où l'on arrive aussi par « un chemin plus direct venant de Bayonne.

(1) Extrait du *Guide Joanne :* Biarritz, p. 20. — Hachette.

« *Briscous*, dans une petite vallée encaissée et « humide, située à peu de distance de l'Adour, « auquel elle se rattache par un cours d'eau « canalisé, réunit plusieurs exploitations de sel, « qui produisent annuellement plusieurs millions « de kilogrammes. Le bassin est occupé par un « banc d'une grande puissance, traversé par des « sources abondantes.

« Avant la découverte de cette importante « richesse, ces sources s'élevaient doucement « jusqu'au niveau du sol, et formaient des maré- « cages dans toute l'étendue de la vallée. Des « trous de sonde ont été conduits jusqu'à une « profondeur de 30 à 50 mètres, des tubes sou- « tiennent le sol, et des pompes amènent à la « surface une eau abondante, qui présente une « force de saturation de 23 à 25 degrés, et dont « l'évaporation se fait par ébullition. Le sel est « d'une grande blancheur et d'une qualité esti- « mée ».

En 1892, *les Salines de Briscous,* qui appartenaient à la succession de la reine Marie-Christine de Bourbon, sont passées dans les mains de nouveaux propriétaires qui ont doublé l'exploitation des salines. On continue à fabriquer, à Briscous, du sel et des eaux-mères ; de plus, une canalisation, établie de Briscous à Biarritz, amène cette eau salée, si fortement minéralisée, dans un nouvel établissement dit : *Établissement des Thermes salins de Biarritz.*

Pour indiquer, d'une façon aussi exacte que possible, la valeur minérale et thérapeutique de ces eaux de Briscous-Biarritz, nous avons à étudier :

A Briscous :

1° La structure géologique de Briscous comparée à celle des autres puits salés de la région ;

2° L'importance du débit de la source du Centre, à Briscous ;

3° Le classement de cette source dans le groupe des eaux similaires d'après l'analyse chimique ;

4° Les indications et contre-indications thérapeutiques.

A Biarritz :

L'importance de la ville ;

Le climat ;

L'Établissement thermal.

BRISCOUS

1° Structure géologique de Briscous comparée a celle des autres puits salés de la région.

Elle a été bien étudiée dans ces derniers temps par M. J. Seunes, dans sa thèse de doctorat (1890). *(Recherches géologiques sur les terrains secondaires et l'éocène inférieur de la région sous-pyrénéenne du Sud-Ouest de la France).* — « M. « Seunes, disent MM. Schrader et de Margerie (1), « a montré qu'entre Salies-de-Béarn et l'Atlan- « tique, les nombreux affleurements d'argiles « bariolées gypsifères et salifères d'âge triasi- « que, quoique isolés en apparence, jalonnent « en réalité l'axe d'un même anticlinal sinueux.

« Ces observations, dit Seunes, page 208, mon- « trent que les argiles bariolées gypseuses « d'Oraàs occupent l'axe d'un pli faille coïnci- « dant avec la bissectrice de l'angle formé par le « rebroussement subit du synclinal d'Oriule... « — La continuité de ce synclinal jusqu'au golfe « de Gascogne est également indiquée par la « série de coupes relevées entre la vallée dè « l'Aran et la falaise de Bidart.

« Au Sud de ce synclinal, on rencontre la bande

(1) De Margerie et Schrader. — *Aperçu de la structure géologique des Pyrénées.* — *Annuaire du Club Alpin*, 1891, p. 591.

« anticlinale des argiles salifères de Briscous....
« Le parcours de cette bande salifère, traversée « à l'Ouest de Briscous par un pointement de « diabase ophitique, est légèrement flexueux; sa « direction moyenne est O. S. O. — E. N. E. Sa « largeur est assez variable et ne dépasse pas « quelques centaines de mètres ; on la suit à « l'Ouest jusqu'auprès de l'Ourhandia, et à l'Est « jusqu'à la ferme de Bidart ; le lambeau des « argiles bariolées et gypsifères, situé à quelques « kilomètres à l'Est de la rive droite de l'Aran, « me paraît appartenir à cette bande que je ne « suis pas encore arrivé à suivre au delà des « limites précédentes ; quoi qu'il en soit, il me « paraît probable que le pli faille, dont l'axe est « occupé par cette bande, doit être en continuité « vers l'Est avec celui d'Oraàs, et vers l'Ouest « avec ceux de la colline de Sainte-Barbe, près « d'Arruntz et d'Ascain; mais, je le répète, mes « observations ne me permettent pas d'être plus « affirmatif.....

« La bande anticlinale des argiles salifères de « Salies-de-Béarn, dont la largeur va croissant « de l'Est à l'Ouest, prend naissance sur le flanc « septentrional du synclinal d'Oriule; elle com-« mence à se montrer au Sud de Salies, en « amont du moulin de Beyprégonne, suit l'étroite « vallée du ruisseau qui alimente ce moulin et

« celui de Clauza vers l'Ouest, et se dirige par
« la vallée de Saleys vers le gave d'Oloron, où
« on la perd.

« Des pointements de diabase ophitique à
« Auterive et à St-Pé-de-Léren laissent supposer
« que la bande salifère se poursuit dans la vallée,
« sous les alluvions ».

Après avoir étudié les argiles gypsifères et salifères de Sainte-Marie et de Saint-Laurent, d'Urt, d'Urcuit, de Villefranque, M. Seunes résume ainsi ses observations :

« Il semble résulter des considérations précé-
« dentes que les affleurements des argiles bario-
« lées gypsifères et souvent salifères, qui viennent
« d'être signalées entre Salies et l'Océan, occu-
« pent l'axe d'un même pli faille dont les
« inflexions parfois brusques ont donné lieu à
« des fractures transversales. L'allure sinueuse
« et accidentée de cette bande anticlinale trouve
« ses analogues dans celles que M. Bertrand a
« signalées dans le Sud-Est de la France et en
« Andalousie.

« Les couches nummulitiques ont été affectées
« au même titre que les couches crétacées. C'est
« donc après le nummulitique que se place,
« comme on l'a dit déjà, la dislocation principale
« de la région pyrénéenne, suivie de dénudations
« considérables.

« Cette dislocation a été le résultat d'un refou-
« lement énergique venant du Sud; les plisse-
« ments alternativement concaves et convexes
« qui en découlent possèdent d'abord dans la
« partie orientale de notre champ d'étude une
« direction sensiblement parallèle à l'axe princi-
« pal de la chaîne des Pyrénées. Ces plis subis-
« sent une inflexion très prononcée vers le Nord,
« décrivent une courbe à convexité septentrionale
« et se dirigent ensuite vers le Sud-Ouest; ils
« épousent, en un mot, le contour du massif
« ancien du Labourd, dont le rôle a été analogue
« à celui des massifs anciens du Sud-Est de la
« France. Il est important de faire remarquer
« que c'est dans cette partie convexe, correspon-
« dant à l'avancée du massif, que se rencontre
« le maximum des dislocations et que se locali-
« sent les accidents transversaux du pli faille qui
« a été signalé entre Salies-de-Béarn et l'Océan. »

Dans un intéressant article (1) M. Mettrier, ingénieur au corps des mines, a repris ces indications géologiques et les a complétées en indiquant les ressources minérales du département des Basses-Pyrénées.

« Le groupe de Salies et Oraàs, le plus oriental

(1) *Association française pour l'avancement des sciences.* — Congrès de Pau, 1892. — Pau, chapitre VIII, pages 340-343.

« du département, se compose de deux concessions qui portent ces noms. Des sources salées « existent aussi à Carresse et à Leren, non loin « de Salies, ainsi qu'en plusieurs autres points « du pays basque, à Camou et à Larrau, dans la « Soule et à Aincille et Estérençuby, aux environs de St-Jean-Pied-de-Port, mais elles n'ont « été jusqu'ici l'objet d'aucune recherche sérieuse, et ce sont les gîtes de la région de Bayonne « qui constituent, avec Salies-Oraàs, les seuls « producteurs du département. Ces gîtes sont « répartis le long des deux lignes anticlinales « dont nous avons parlé en passant en revue les « terrains triasiques ; celle du Sud comprend les « concessions de Gortiague, de Briscous et « d'Harretchia, et celle du Nord les concessions « d'Urcuit, de Villefranque et de Brindos........

..... « Le sel gemme rencontré en 1883 à la profondeur de 43m par un sondage situé auprès « du village de Briscous, entre les concessions « de Gortiague et de Briscous, est inconnu aux « Vieilles Salines de Briscous, bien probablement « parce qu'on n'y a exécuté, vers 1835, que des « ouvrages peu profonds qui ont amené de suite « la découverte d'une grande quantité d'eau « saturée ».

Des recherches et des travaux de M. Seunes, de M. Schrader et de M. Mettrier, il résulte donc que les gisements de sel du Sud-Ouest et particulièrement du département des Basses-Pyrénées, ont une origine commune et paraissent s'être formés à la même époque géologique. La dislocation qui a présidé à la formation des Pyrénées a eu entre autres résultats de faire affleurer au niveau du sol, en plusieurs points, des gisements de sel. Ces affleurements sont plus ou moins superficiels et nécessitent, pour l'exploitation, des puits plus ou moins profonds. En certains endroits, on ne trouve que la croûte épaisse de sel gemme ; en d'autres, on arrive directement sur la nappe d'eau saturée.

A Salies, on trouve l'eau salée dans des puits très peu profonds ;

A Oraàs, un premier sondage amène le sel à 62m et on ne trouve l'eau salée qu'à 180m de profondeur ;

A Gortiague, c'est un puits de 57m20 qui conduit à une eau de faible salure ;

A Harretchia, l'eau salée se trouve dans un puits de 58m. Au contraire, à 600m au Nord d'Harretchia, on a trouvé le sel gemme ;

A Urcuit, le sel gemme existe à 47m50 de profondeur et même à 31 et 35m ;

A Villefranque, le sel est exploité en roche à une profondeur de 45 et 75m ;

A Brindos, on a découvert le sel gemme à 40m ;

A Briscous, le rapport de M. l'Ingénieur des Mines, que l'on trouvera plus loin, indique que le puits du Centre atteint l'eau salée à une profondeur de 40 mètres.

2° Débit de la source.

De tout ce qui précède, il résulte que l'eau salée de Briscous est une eau salée naturelle, comme celle de Salies, celle d'Oraàs, celle d'Harretchia, et même celle d'Urcuit; que cette eau presente une origine géologique identique, et qu'en raison de sa grande abondance (600^{m3} en 24 heures au minimum), elle peut être l'objet d'une exploitation considérable. D'après le rapport de M. Mettrier, ingénieur des mines, à Pau, le débit peut osciller entre 600 et 900^{m3} sans faire varier sensiblement le niveau de la nappe d'eau salée, ni le degré aréométrique de l'eau puisée.

La source des Vieilles Salines de Briscous parait être une des plus abondantes du département, car, suivant le même auteur :

La Fontaine du Bayaa, à Salies, fournit une moyenne de 50^{m3} à 21° Beaumé ;

Le Griffon, 200^{m3} à 15 ou 18°, mais il assèche alors la fontaine salée.

Et il y a des variations importantes suivant les saisons.

A Oraàs, le sondage fournit 72^{m3} par jour, à 23° Beaumé.

A Harretchia, le puits fournit 158^{m3} à 24° Beaumé par 24 heures.

Voici, d'ailleurs, le procès-verbal de visite aux salines de Briscous :

Le 7 novembre 1892, nous avons visité l'établissement des Vieilles Salines de Briscous, récemment acheté par M. Hézard, propriétaire à Pau.

Des six anciennes salines qui existaient autrefois en ce point, il n'en subsiste que trois, alimentées aujourd'hui par un puits unique, dit puits du Centre. Ce puits, très ancien, a atteint, à la profondeur de 40^{m} environ, une nappe d'eau salée très abondante ; on n'a pas de renseignements sur les terrains qu'il a traversés et qui ont vraisemblablement consisté en marnes bigarrées et gypseuses, succédant immédiatement aux terrains de transport.

Lors de notre visite, M. Hézard faisait exécuter des expériences de pompage sur le puits du Centre, afin de déterminer le volume d'eau salée qu'on pouvait normalement en extraire. Deux pompes étaient en activité sur le puits, l'une qui sert habituellement à l'alimentation de la saline, d'un débit de 11^{m3} par heure, et l'autre consistant en une pompe centrifuge Dumont, dont nous avons mesuré le débit qui a été trouvé de 32^{m3} par heure ; ces pompes étaient placées à une profondeur de $10^{m}50$ dans le puits, et leurs tuyaux descendaient à des profondeurs respectives de 35^m pour la petite et de 19^m pour la grande.

Les expériences de pompage ont été effectuées du 3 novembre, à 9 heures du soir, au 10 novembre, à midi, sans autres interruptions que celles nécessaires à l'entretien des moteurs et des pompes. D'après les durées de travail portées au registre des opérations et les débits des pompes, il a été extrait, durant cet intervalle de 6 jours 9 heures, 4,228 mètres cubes d'eau saturée, sans qu'il en soit résulté la moindre baisse finale dans l'eau du puits, ce qui permet de conclure que celui-ci peut normalement fournir un débit minimum en eau saturée de 626 mètres cubes par 24 heures, pour le niveau moyen auquel descendaient les tuyaux d'aspiration des pompes *(25^m au-dessous du sol)*.

D'une façon normale, l'eau afflue dans le puits à 13^m au-dessous de la surface ; or, nous avons constaté, le 7 novembre (et il en a constamment été de même), qu'au bout d'un quart d'heure de pompage, elle s'abaisse de 1^{m}50 à 2^m pour ne décroître ensuite que beaucoup plus lentement ; il n'a pas été possible de la faire descendre à plus de 4^{m}15 en contre-bas de son niveau habituel. De plus, lors de ses arrêts, l'eau étant à 3^{m}95 au-dessous du repère initial, la remontée était de 2^{m}05 dans les sept premières minutes ; la section du puits étant de 2^{m}25, cette remontée correspond à un débit de 950^{m3} par 24 heures entre les niveaux de 15 à 17^m au-dessous du sol. L'eau ne remonte plus ensuite que lentement et atteint une hausse de 2^{m}60 au bout des huit minutes suivantes, ce qui correspond, pour la totalité de la période de 15 minutes envisagée, à une venue de 561^{m3} par 24 heures, entre les niveaux de 14 et 17^{m} au-dessous du sol.

Il résulte de ces intéressantes expériences que le puits de Briscous est susceptible de fournir d'une façon normale et continue un débit minimum de 600^{m3} d'eau saturée, au niveau de 25^{m} au-dessous du sol ; le débit maximum normal, à la même profondeur, peut d'ailleurs être beaucoup plus considérable, puisque la venue instantanée atteint encore 950^{m3} à la profondeur de 15 à 17 mètres.

Le puits est boisé et en bon état, et l'exploitation des salines ne donne lieu à aucune observation.

Transmis au concessionnaire en l'invitant à le transcrire sur le registre d'avancement.

L'Ingénieur des Mines,

Signé : METTRIER.

Bordeaux, le 16 février 1893.

L'Ingénieur en Chef des Mines,

Signé : L. VITAL.

3° Classement de la source du Centre, a Briscous, dans le groupe des eaux similaires, d'après l'analyse chimique.

L'analyse qualitative de ces eaux chlorurées sodiques n'est pas moins intéressante à étudier. Il ne faut pas donner à ces recherches une importance capitale, et ne pas trop s'attacher aux détails ; si la science nous permet de déceler dans les eaux minérales la présence d'un certain nombre d'éléments simples, nos moyens d'investigation ne nous permettent pas encore de donner à des analyses de ce genre un degré de certitude absolue. Mais, en attendant mieux, il est bon de comparer entre eux les résultats obtenus par les auteurs qui ont publié les analyses des diverses eaux chlorurées sodiques.

Nous donnons l'analyse des eaux du puits du Centre, de Briscous, que M. Hézard a gracieusement mise à notre disposition. Cette analyse a été faite à l'École des Ponts et Chaussées.

C'est après examen et vérification de cette analyse, que l'Académie de Médecine a autorisé l'exploitation de la source du puits du Centre.

Tels sont les éléments simples trouvés par l'analyse et qui permettent déjà d'affirmer que l'eau de la source de Briscous est une eau chlorurée sodique forte.

Ecole Nationale
des
PONTS ET CHAUSSÉES
—
Laboratoire

Un échantillon d'eau salée, adressé par M. Hézard, avec certificat d'origine délivré par M. le Maire de la commune de Briscous (Basses-Pyrénées).

Cette eau était présentée comme provenant d'un puits situé dans la saline dite du Centre, à Briscous (Basses-Pyrénées).

L'analyse a fourni les résultats suivants :

MATIÈRES EN SOLUTION PAR LITRE	
Soude	159g 329
Potasse	1 773
Chaux	1 405
Magnésie	1 528
Alumine et peroxyde de fer	0 003
Lithine	traces
Chlore	180 420
Brome	0 063
Acide sulfurique	5 637
Silice	0 008
Matières non dosées et perte	0 009
TOTAL	348g 155
A déduire : Oxygène correspondant au chlore et au brome	40 655
Résidu par litre	307g 500

Cette eau, qui était louche, renfermait 0g 025 de matières en suspension ; après filtration, sa densité, prise à 15°, est de 1.1959.

Paris, le 13 février 1893.

Vu et vérifié par :

L'Inspecteur général des Ponts et Chaussées chargé de la Direction des Laboratoires,

Signé : DURAND-CLAYE.

L'Ingénieur des Ponts et Chaussées adjoint à la Direction des Laboratoires,

Signé : DEBRAY.

D'après les habitudes actuelles, on peut, avec ces éléments, donner des groupements différents, groupements qui sont tous hypothétiques, comme ceux publiés à propos de toutes les eaux minérales.

Le tableau suivant permet de mettre la source du puits du Centre, de Briscous, dans le groupe des eaux similaires, à la place qui lui revient d'après sa constitution chimique. Le 1er tableau donne les eaux chlorurées sodiques fortes naturelles, avec leurs caractères. Le 2me tableau indique la composition des eaux mères.

Nous n'avons pas à discuter les résultats des analyses chimiques qui précèdent. Il suffit de montrer, avec preuves à l'appui, qu'à Briscous se trouve une source d'eau salée naturelle, fortement chlorurée, à saturation complète, et d'une grande abondance. Si on s'en rapporte aux analyses, la source de Briscous se place, comme richesse minérale, au premier rang avec Miserey, Salies de-Béarn et Ischl. Ces eaux salées naturelles pèsent 24° à l'aéromètre et donnent plus de 300 grammes de sel sec par litre d'eau. Ce sont là les faits qui nous paraissent seuls intéressants à retenir.

Eaux-mères. — L'étude des eaux-mères n'est pas moins utile. Ces eaux-mères, à Briscous comme à Salies-de-Béarn, Miserey, etc., sont des eaux de fabrication dues à la cuisson de l'eau

Composition chimique des Eaux Salées et des principales sources chlorurées sodiques de la France & de l'étranger

EAUX SALÉES (PAR LITRE)							
ÉLÉMENTS MINÉRALISATEURS	BRISCOUS BIARRITZ	SALIES DE BÉARN	MISEREY (Besançon)	SALINS DU JURA	BEX (Suisse)	KREUZNACH (Prusse)	ISCHL (Autriche)
Densité à l'aréomètre....	24°2	21°5	24°	3°6	13°5	1°5	23°5
Résidu sec.............	307.790	256.240	298.032	26.000	170.226	118.44	244.770
Chlorure de sodium.....	295g659	245g449	283g800	22g745	156g668	95g20	233g610
— de potassium...	2.608	2.304	0.917	0.256	2.654	0.126	»
— de magnésium .	»	»	2.428	0.870	1.077	0.032	1.540
— de calcium	»	»	4.037	»	»	1.733	0.440
— de lithium.....	traces	0.017	»	»	»	»	»
Bromure de sodium.....	0.167	0.162	0.118	0.031	0.014	0.040	0.050
Iodure de sodium.......	traces	traces	traces	traces	traces	0.003	»
Sulfate de chaux........	3.375	2.740	»	1.417	6.759	»	2.040
— de magnésie.....	4.707	3.576	»	»	1.018	»	0.590
— de soude........	0.990	0.667	6.732	0.681	»	»	5.600
Silice, fer, alumine......	0.090	0.184	traces	»	0.003	0.003	0.400
Matières organ. et divers	0.194	1.141	»	»	0.387	0.387	0.500
TOTAUX des résidus secs.	307g790	256g240	298g032	26g000	170g226	11g844	244g770

Composition chimique des Eaux-Mères et des principales sources chlorurées sodiques de la France & de l'étranger

ELÉMENTS MINÉRALISATEURS	EAUX-MÈRES (PAR LITRE)						
	BRISCOUS BIARRITZ	SALIES DE BÉARN	MISEREY (Besançon)	SALINS DU JURA	BEX (Suisse)	KREUZNACH (Prusse)	ISCHL (Autriche)
Chlorure de sodium.....	99g971	44g172	234g681	168g040	33g920	20g947	»
— de potassium...	14.596	35.827	21.496	»	38.620	20.191	»
— de magnésium.	257.176	231.814	51.463	60.008	142.800	30.005	»
— de calcium . ..	»	»	»	»	40.390	230.307	»
— de lithium	1.150	1.150	»	»	»	»	»
Bromures divers.... ..	10.215	10.313	2.250	2.842	0.650	0.770	»
Iodures divers..........	0.013	0.010	traces	traces	0.080	0.001	»
Sulfate de chaux........	traces	»	0 952	»	»	»	»
— de magnésie.....	9.030	15.055	»	»	»	»	»
— de soude.......	10 650	17.815	12.024	22.060	35.490	»	»
— de potasse	15.244	21.830	»	65.585	»	»	»
Silice, fer, alumine......	0.358	»	traces	»	0.540	traces	»
TOTAUX des résidus secs.	418g403	377g887	322g866	318g535	292g490	302g346	»

salée naturelle ; cette cuisson amène l'évaporation partielle de l'eau, le dépôt du chlorure de sodium : le résidu plus ou moins sirupeux qui en résulte constitue l'eau-mère.

Ces eaux-mères contiennent, très concentrés, tous les principes salins de l'eau naturelle. De plus, ces principes salins subissent, sous l'influence de la chaleur et aussi par le fait de leur contact réciproque, certaines métamorphoses qui peuvent ainsi se résumer : le chlorure de sodium diminue et, par contre, les autres chlorures de potassium, magnésium, lithium, etc., augmentent ; la proportion des bromures et iodures à l'état de traces dans l'eau naturelle, subit un accroissement sensible, au moins en apparence, dans certaines eaux chlorurées sodiques. Dans presque toutes ces eaux-mères on constate aussi une proportion plus grande de sulfate de magnésie, de soude et de potasse.

La constitution chimique de l'eau naturelle est importante à connaître ; la constitution des eaux-mères ne l'est pas moins. Mais, nous le répétons, il ne faut, en cette matière, s'arrêter que sur les points essentiels. Nos moyens d'investigation sont encore très limités et ne permettent à aucun chimiste de présenter avec une certitude mathématique les groupements déduits d'une analyse chimique, si parfaite qu'elle soit.

Aussi, nous croyons sage de nous contenter de cette simple affirmation : l'eau de Briscous-Biarritz est une eau chlorurée sodique, forte.

4o Indications et contre-indications thérapeutiques.

Les notions qui précèdent sur la constitution chimique de ces eaux chlorurées sodiques nous permettent d'en déduire la valeur médicale et thérapeutique. Mais l'intérêt des malades étant notre unique préoccupation, nous croyons nécessaire d'indiquer les contre-indications de ces eaux, aussi bien que leurs vertus les plus importantes. D'ailleurs, il n'y a pas en cette matière de loi générale ; il n'y a que des cas particuliers, et le meilleur médecin, comme le plus habile, est celui qui juge avec le plus de tact ce qui convient ou ne convient pas au malade qui demande un soulagement à ses maux.

D'une façon générale, la médication chlorurée sodique est une médication excitante de la nutrition ; elle ne conviendra donc pas aux malades atteints d'affections organiques vraies du cœur, malades qui ont besoin de calme, de repos, et qui doivent éviter toute thérapeutique trop brusque ou trop violente ; elle ne conviendra pas non plus aux maladies cérébrales à formes aiguës ou subaiguës, congestions, paralysie générale, etc., aux maladies pulmonaires à formes éréthiques, irritatives ou rapides — aux cachectiques avancés par le fait de tuberculose pulmonaire, d'albuminurie à marche rapide, aux maladies cutanées à forme irritative, pyrexies, etc.

Au contraire, on aura d'excellents résultats, si la cure est menée avec prudence et ménagement, dans toutes les maladies à formes atoniques, lentes, avec tendance à la chronicité.

L'anémie constitue une des indications particulières de ce traitement. Tantôt c'est un enfant pâle, chétif, issu de parents délicats, ou c'est une jeune fille chlorotique — Tantôt l'anémie est due à une croissance défectueuse ou trop rapide. — Enfin, les grandes hémorragies, surtout les hémorragies périodiques à répétition, entraînent un état d'appauvrissement du sang, que les eaux chlorurées sodiques corrigent avec d'autant plus d'avantages que le résultat obtenu est rapide.

Le lymphatisme, la scrofule, les tuberculoses locales forment l'indication dominante de ce genre de traitement Les bains salés donnent lieu à une exagération du mouvement nutritif dans tout l'organisme : l'excitation cutanée est manifeste ; il y a une irritation des papilles nerveuses de la peau et une action marquée sur les fibres musculaires lisses, qui amènent une absorption plus facile des principes alimentaires, une assimilation plus complète et une augmentation avec élimination rapide des déchets organiques. Ce qui suffit pour expliquer le succès de ce traitement dans la scrofule et de ses diverses manifestations, gonflement des ganglions lymphatiques, tumeurs blanches, coxalgies, maux de Pott, en dehors des poussées aiguës ; abcès froids superficiels ou profonds. On obtient aussi de très-bons résultats dans les exsudats et résidus d'inflammations chroniques des organes glandulaires, des muqueuses du nez, de la conjonctive, de l'intestin (entérites chroniques), cystites chroniques tuberculeuses à formes atoniques, métrites chroniques, etc.

Recommandés dans les exanthèmes chroniques psoriasis, pityriasis versicolor, urticaires chroniques, sclérodermie, ichthyose, prurigo, ces bains sont contre-indiqués dans les formes humides, vésiculeuses ou serpigineuses, sauf toutefois chez les scrofuleux.

L'efficacité de ce traitement dans les maladies des femmes a été très diversement appréciée surtout dans ces derniers temps ; d'une façon générale, ce traitement amène une grande amélioration de l'état général ; il favorise les phénomènes nutritifs commandés par le système nerveux grand sympathique et agit comme sédatif sur le système nerveux cérébro-spinal.—Parallèlement, la circulation sanguine est accélérée, au point de vue général, comme au point de vue local : la circulation sanguine des organes du bassin devient donc, elle aussi, plus active (ancienne *plegmatia alba dolens*, phlébites, etc.) et on voit alors s'opérer la résorption des produits plastiques *(cellulite pelvienne)* s'ils ne sont pas de trop ancienne formation. Les trompes et l'utérus atteints d'infiltration (salpingites et métrites chroniques), se contractent et expulsent une partie des éléments cellulaires qui les engorgent ; mais à la condition expresse que les phénomènes aigus soient absolument éteints, et qu'il n'y ait ni sténose, ni contracture spasmodique du col. Il y aurait beaucoup à dire sur ce point, mais nous ne pouvons donner ici que des indications générales.

Pendant un certain temps la balnéation chlorurée sodique a été le grand élément thérapeutique des fibromes. Puis on a institué les traitements par l'électricité quand les interventions chirurgicales, la parotomie ou hysterectomie vaginales n'étaient pas ou indiquées ou acceptées par la malade. Nous n'avons pas à établir la valeur comparée de ces divers modes de traitements. L'intervention chirurgicale et l'électricité donnent d'excellents résultats, mais ne sont pas applicables à toutes les malades. Il y a des femmes pour lesquelles l'opération serait dangereuse ou inutile; d'autres n'obtiennent par l'électricité que peu de résultats, il y en a même qui sont, sur ce point, d'une intolérance absolue.—On peut affirmer que chez beaucoup de ces malades la cure balnéaire amène souvent un soulagement notable.—L'acte opératoire seul peut faire disparaître le fibrome ; la guérison peut être parfaite, mais, lorsque la guérison est incomplète ou tardive, la balnéation chlorurée sodique favorise le retour à la santé. L'électricité, pas plus que les eaux chlorurées sodiques, n'enlève les fibromes ; mais l'un et l'autre moyen peuvent amener une amélioration symptomatique sérieuse dans l'état des malades s'ils sont judicieusement appliqués.

Dans nombre de cas des plus variés cette médication peut encore être utile : dans la convalescence consécutive aux grandes opérations chirurgicales, aux malades, convalescents de fièvres typhoïdes, fièvres éruptives ; en un mot, dans tous les cas où l'organisme débilité a besoin d'une stimulation puissante pour se reprendre lui-même et retrouver toute la tonicité nécessaire à son fonctionnement normal.

Nous devons ajouter quelques indications spéciales à la thérapeutique infantile. Il ne faut pas envoyer au bord de la mer les enfants issus de parents épileptiques ou hystériques, les cérébraux, les rhumatisants, surtout ceux atteints d'affections du cœur, d'albuminurie, de cancer, d'asthme, de maladies fébriles.

Il y a indication à envoyer à la mer ou dans les eaux chlorurées sodiques, la scrofule ganglionnaire suppurée ou non suppurée, les abcès froids, les fistules, les osteites, les caries — les maladies articulaires, scrofuleuses, coxalgies, mal de Pott, à condition d'immobiliser la jointure malade, l'ozène, certaines bronchites chroniques scrofuleuses.

Les malades atteints d'atonie digestive, de paralysie infantile, de paralysies de convalescence en tireront les plus grands bénéfices.

BIARRITZ

1° Importance de Biarritz.

Deux partis se trouvaient en présence : installer un établissement à Briscous, ou bien établir une canalisation qui permît de fonder une station dans un site plus agréable et facilement accessible aux malades.

Dans la première hypothèse, on avait l'avantage de rester près de la source, ce qui n'était qu'un privilége médiocre, puisque les eaux saturées ne s'altèrent pas par le transport. Il y avait de plus l'inconvénient de placer l'établissement dans un bas-fond marécageux et humide. En effet, les régions où affleure l'eau salée sont constituées, au point de vue géologique, par des marnes glaiseuses, qui forment une sorte de cuvette imperméable, empêchant les eaux de filtrer et de traverser le sol. Il en résulte des eaux stagnantes entretenant des brouillards appréciables au lever et au coucher du soleil, et une humidité pénétrante nuisible aux habitations comme aux habitants.

Au contraire, le voisinage de Biarritz en faisait un lieu d'élection tout naturel. La ville, dont la population augmente chaque jour, était créée ;

les ressources de tout genre s'y trouvaient déjà réunies. On évitait les ennuis d'une petite station isolée ; on ajoutait aux avantages d'une balnéation spéciale tous ceux que l'on recherche dans les stations maritimes.

Du haut des falaises qui entourent Biarritz on peut, par un beau temps, embrasser la grande étendue de cette côte étalée en éventail et dont l'ensemble forme une ligne concave qui limite la partie inférieure du golfe de Gascogne. Des plages larges et étendues, de hautes falaises, de nombreux hameaux à maisons blanches ou peintes en bleu, de magnifiques villas, un climat d'une douceur particulière constituent autant de causes d'attraction qui font de cette côte une région fréquentée surtout par les étrangers, les touristes et les malades.

Biarritz est de toutes ces plages la plus célèbre, par sa situation pittoresque et par les ressources de tout genre que l'on y trouve. Dans son article du *Dictionnaire Encyclopédique,* M. Rotureau indique une population fixe de 3,635 habitants. Nous devons à l'aimable secrétaire de la Mairie de Biarritz, M. Sadargues, et à M. le préposé au bureau des renseignements, l'intéressante statistique qui suit :

MOUVEMENT DE LA POPULATION DE BIARRITZ.

1o Population fixe :

En 1851	2.048	habitants.
En 1866	3.652	—
En 1872	4.764	—
En 1876	5.507	—
En 1881	8.527	—
En 1886	8.444	—
En 1891	9.177	—

2o Population des étrangers :

En 1879	16.657	étrangers.
En 1880	18.083	—
En 1881	20.719	—
En 1882	22.531	—
En 1883	21.194	—
En 1884	14.320	—
En 1885	13.062	—
En 1886	24.140	—
En 1887	20.477	—
En 1888	19.207	—
En 1889	18.302	—
En 1890	19.200	—
En 1891	21.817	—
En 1892	22.360	—

Au point de vue de la nationalité, on a compté en :

	1890	1891	1892
Français....	11.474	13.553	14.836
Espagnols...	3.484	3.327	1.636
Anglais......	2.309	2.830	3.664
Russes......	474	636	595
Divers.......	1.459	1.471	1.629

Ces chiffres sont intéressants, car on trouve dans ces mouvements de clientèle l'influence des épidémies (choléra de Marseille), de la rupture des traités de commerce, etc., etc. Mais ce qui domine, c'est l'augmentation croissante de la population fixe et de la population étrangère.

Situé sur le chemin de Paris à Madrid, possédant un climat particulier, Biarritz est donc resté une plage à la mode. Bâtie sur les deux flancs d'une falaise de 40 mètres environ d'altitude, la ville forme une pointe vers la mer. Elle s'élargit à mesure qu'on avance dans la terre ferme, de façon à dominer deux plages : l'une, au nord, la plage des Fous, l'autre au sud, la côte des Basques. Elle reçoit les vents de la mer, qui, dit M. Rotureau « se succèdent avec une régularité presque absolue ». La côte des Fous, près de la villa Eugénie, est limitée par une plage à sable fin et uni, les vagues y sont fortes, et c'est là le rendez-vous des baigneurs qui recherchent les avantages des bains à la lame. Au Port-Vieux la plage est une sorte d'anse où la natation est plus facile et où l'on se trouve plus abrité, mais aussi la plage est moins belle. La plage des Basques est au pied d'une falaise abrupte; le sable y est fin, mais la mer y est forte, le vent violent; aussi, les bains y sont dangereux. Cette triple disposition permet de prendre des bains à Biarritz du 15 juin au 15 octobre. La température de l'eau varie de 16° à 20 et 21° pendant les fortes chaleurs. L'eau de la mer contient environ 30 grammes de chlorure de sodium dans cette région.

2° Climat de Biarritz.

Les travaux de M. Adéma, médecin de Biarritz, et de M. Lafont (Ern.), député de Bayonne, ont fait ressortir les conditions climatériques exceptionnelles de cette ville, et les Anglais surtout ont consacré par leur présence la réputation de Biarritz comme station hivernale. Les Espagnols fréquentent surtout les bains de mer en été. Il est incontestable que les malades affaiblis, les sujets lymphatiques et scrofuleux, les phtisiques qui ne craignent pas les effets d'un air trop excitant, enfin, suivant M. Adéma, certains poitrinaires de la Grande-Bretagne, trouvent dans ce séjour, sinon une guérison, au moins une notable amélioration à leur état.

Dans une excellente étude sur la climatologie du Sud-Ouest, M. Henry Léon expose ainsi l'état des températures de la région :

« Les températures en hiver, prises sur l'observation de plusieurs années consécutives, accusent pour les maxima une moyenne de 9° 3 et pour les minima, de 2° 7 au-dessus de zéro.

« Le printemps donne pour la moyenne des maxima 16° 7 et des minima, de 7° 9.

« Quant à l'été, la moyenne des maxima est de 25° 9 et celle des minima, de 14° 4.

« Et en automne, elle est de 17° 8 pour les maxima et de 8° 9 pour les minima.

« Il est des jours, en été, où le thermomètre peut monter à 30°, mais ce n'est jamais avec cette suite des pays méditerranéens et même du centre de la France, et l'humidité de l'air, la fraîcheur de la brise à certaines heures de la nuit et du jour, atténuent bien vite ce que ces chaleurs exceptionnelles pourraient avoir de désagréable pour l'organisme.

« Il est intéressant de comparer les températures de Bayonne avec les températures des autres stations de la région, et aussi avec celles de Nice pour la Méditerranée et de Paris pour le Nord. « Le tableau suivant, que nous avons formulé

« d'après les observations qui nous ont été four-
« nies, démontre les différences suivantes :

	HIVER		PRINTEMPS		ÉTÉ		AUTOMNE		MOYENNE	
	Maxima	Minima	Maxima	Minima	Maxima	Minima	Maxima	Minima	Maxima	Minima
Bayonne.	9.3	2.7	16.7	7.9	25.9	14.0	17.8	8.9	17.4	8.4
Biarritz..	10.6	3.3	18.5	9.2	25.7	15.1	18.6	9.3	18.3	9.2
Arcachon	10.4	2.6	16.8	7.5	25.4	14.5	18.9	8.0	18.1	8.2
Cambo...	8.9	2.9	19.5	10.1	24.4	14.4	19.6	9.7	18.1	9.2
Dax......	10.4	2.3	18.0	7.6	25.6	14.0	18.3	8.6	18.0	8.0
Pau......	9.7	2.9	16.8	8.2	24.4	14.8	18.0	9.5	17.2	8.8
Bigorre..	9.3	0.0	15.5	5.0	23.6	12.3	16.8	6.6	16.3	5.9
Salies....	10.2	0.7	15.7	8.3	24.1	12.4	20.1	5.1	17.5	6.3
Nice.....	10.7	2.8	17.9	8.6	27.3	14.0	16.9	7.8	18.2	8.3
Paris	4.8	1.1	12.4	5.8	25.1	13.4	11.3	3.7	18.1	5.4

« Ces chiffres marquent pour la région de « Bayonne un climat véritablement tempéré, « élevé en hiver de plus de 5° au-dessus de celui « de Paris et se rapprochant très près de celui « de la Méditerranée.

« Il faut ajouter qu'il est caractérisé par une « grande uniformité diurne, car il n'y a pas à « Bayonne ces écarts que l'on remarque surtout « dans les climats méditerranéens où, dès que le « soleil disparaît, il se manifeste un abaissement « de température sensible, avec une production « d'humidité notable qui oblige à certaines pré- « cautions hygiéniques et indispensables. De « plus, dans la journée, entre le soleil et l'ombre, « la différence n'est pas telle qu'on ne puisse

« passer de l'un à l'autre sans avoir à se « garantir des changements qui en sont la con« séquence ».

De son côté, le docteur Elevy résume ainsi la formule climatérique de Biarritz *(Congrès de Pau, Association Française pour l'avancement des sciences*, session 21, page 289) :

« Température annuelle : maxima, 17° 5 ; mi« nima, 9° 6 ; moyenne, 13° 5.

« Ecart moyen de la température de vingt« quatre heures, 7° 8.

« Ecart du mois le plus chaud et le plus froid « de l'année, 14° 0.

« Moyenne de l'hiver, 7° 9 ; du printemps, 12° ; « de l'été, 19° 3 ; de l'automne, 15° 3.

« Maximum absolu moyen, 35° 0 ; minimum « absolu, 5° 5.

« Moyenne de la journée médicale ; de 10 heu« res à 4 heures en hiver = 10° 4.

« Moyenne annuelle des pluies : 1066mm19.

« Jours de petite pluie : 62,2 ; de grande pluie : « 71,5 ; total : 133,6.

« Pression barométrique moyenne : 765,6.

« Vents régnant par an : 202 jours de vents « de mer et 141 jours de vents de terre.

« Humidité relative du temps : $\frac{71}{100^e}$; nébulo« sité : $\frac{5}{10^e}$.

« Ozone : 16 sur 21 de l'échelle de Jame.

« Biarritz a donc un excellent climat, chaud, « tonique, sans transitions brusques de tempé- « rature, et sert de séjour d'hiver. Il est utile « dans la bronchite, la phtisie scrofuleuse, la « sclérose pulmonaire, les hépatites des pays « chauds, les maladies de cœur, la goutte et le « diabète. C'est la première des stations qu'on « pourrait appeler ozoniques. »

3° Établissement Thermal.

Les avantages de Biarritz étant indiscutables, M. Hézard, fondateur de la Société des Salines de Briscous-Biarritz, a édifié, dans les terrains de l'ancien domaine impérial, un établissement balnéaire connu sous le nom de Thermes Salins de Biarritz.

La première pierre de l'édifice a été posée par S. M. la reine Nathalie de Serbie, et l'Académie de Médecine a autorisé l'exploitation balnéaire des eaux de la source du Centre, de Briscous, à Biarritz, dans sa séance du 4 avril 1893.

Aujourd'hui les Thermes Salins s'élèvent en face de l'Océan, au milieu de bois de pins, et sous les ombrages d'un grand parc spécialement réservé à la clientèle de l'Etablissement.

L'entrée de l'Etablissement se distingue, au milieu d'une façade de soixante-cinq mètres, par un perron élevé de quelques marches. De chaque côté de l'escalier montent deux rampes en pente douce, faites pour les malades marchant difficilement ou ne pouvant aller qu'en voiture.

Du péristyle on entre dans une vaste galerie où se trouvent les divers services de l'Etablissement : cabinet du directeur, salons des médecins, salons de lecture, etc.

L'Etablissement comprend plus de cent cabines de 1re et de 2e classe, des *cabines de luxe, des cabines de famille* à deux baignoires ; chaque cabine est aérée par deux ouvertures et offre un cube d'air de 50^{m3}.

Dans l'aile droite — des cabinets simples et des cabines de bains ont accès sur les salles de douches. — Trois salles *de douches à eau salée* sont munies des appareils les plus perfectionnés, douches en pluie, en lance, en cercle, dorsales, etc.

Les réservoirs sont placés en haut d'une tour et communiquent avec chaque appareil par une canalisation spéciale, de façon à assurer une pression de 15 mètres pour les douches à eau salée.

Deux salles ont été réservées à *l'hydrothérapie à eau douce.* — L'eau arrive dans les salles à une température pouvant varier instantanément de 12 à 40° et avec une pression de 17^{m}50.

Sous la terrasse précédant le vestibule d'entrée de l'Etablissement se trouve *une piscine de famille*, munie de tous les accessoires, et à eau courante. La canalisation est aménagée de telle façon qu'on pourra, à volonté, avoir une piscine à eau douce ou à eau salée, à eau chaude ou à eau froide.

Le linge, bien entretenu et chauffé, est fourni par l'Etablissement.

Le personnel est soumis à des règlements institués pour assurer la régularité de tous les services.

La propreté de l'Etablissement est soumise à un contrôle sévère et de chaque jour.

Les principes de l'hygiène, tels qu'ils sont appliqués de nos jours, l'intérêt médical et thérapeutique, les exigences naturelles des malades, ont été la grande préoccupation du fondateur de l'Etablissement.

Imp. et Litho. A. Lamaignère. — Bayonne — Biarritz.

www.ingramcontent.com/pod-product-compliance
Ingram Content Group UK Ltd.
Pitfield, Milton Keynes, MK11 3LW, UK
UKHW020357250726
13967UKWH00005B/2337